Diabetes Tipo 2 Libro De Cocina Y Plan De Acción Para Personas Recién Diagnosticadas

¡Revertir Su Diabetes Con Recetas Comprobadas Y Saludables!

Por *Isabella Evelyn*

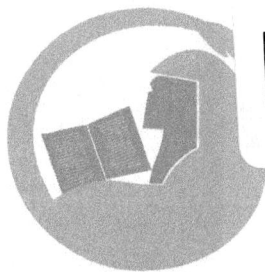

EFFINGO
Publishing

Para descubrir más libros, visite:

EffingoPublishing.com

Descargue otro libro gratis

Queremos agradecerle por la compra de este libro y ofrecerle otro libro, "¡Errores de salud y forma física que no sabe que está cometiendo!", completamente gratis.

Visite el siguiente enlace para inscribirse y recibirlo:

www.effingopublishing.com/gift

En este libro, desglosaremos los errores más comunes en materia de salud y acondicionamiento físico que probablemente esté cometiendo en este momento, y revelaremos cómo puede ponerse rápidamente en la mejor forma de su vida.

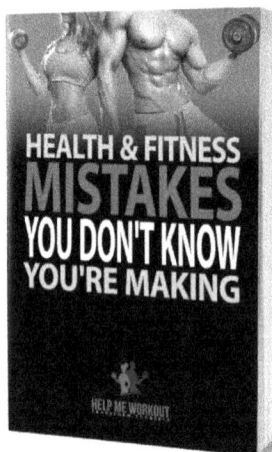

Además de este valioso regalo, también tendrá la oportunidad de obtener nuestros nuevos libros de forma gratuita, participar en sorteos y recibir otros correos electrónicos útiles de nuestra parte. Una vez más, visite el enlace para registrarse:

www.effingopublishing.com/gift

TABLA DE CONTENIDO

6

INTRODUCCIÓN

No se puede negar que un diagnóstico de diabetes puede ser bastante aterrador, especialmente si no sabe qué hacer después. ¿Debería inscribirse en un programa de ejercicios específico? ¿Debería tomar muchos medicamentos y suplementos? Hay muchas cosas que considerar. Sin embargo, la decisión más importante que puede tomar es qué comer.

La comida es una parte esencial de nuestra supervivencia, y nos encanta comer. Para una persona con diabetes, esto no tiene por qué cambiar. No tiene que sacrificar comida por la diabetes. Todo lo que tiene que hacer es cambiar las comidas malas por opciones más saludables. El sabor tampoco es un problema porque hay muchas maneras de aumentar sus comidas para mantenerlas sabrosas y saludables al mismo tiempo.

Aquí es donde entra este libro. Este libro no sólo le ayudará a combatir la diabetes con ideas e información útiles, sino que también le ayudará a superarla. En este libro, no sólo aprenderá a controlar sus comidas y su dieta como persona con diabetes, sino que también encontrará recetas y una muestra de un plan de un mes que puede utilizar para ayudarle.

Este libro le ayudará a sentirse seguro y preparado para vivir una vida feliz y bien alimentada a pesar de ser diabético.

Además, antes de empezar, le recomiendo que se suscriba a nuestro boletín electrónico para recibir actualizaciones sobre nuevos lanzamientos de libros o promociones. Puedes inscribirte gratis y, como bono, recibirás un regalo. Nuestro libro "¡Errores de salud y forma física que no sabe que está cometiendo!" Este libro ha sido escrito para desmitificar, exponer lo que se debe y lo que no se debe hacer y finalmente equiparlo con la información que necesita para estar en la mejor forma de su vida. Debido a la abrumadora cantidad de desinformación y mentiras que dicen las revistas y los autoproclamados "gurús", cada vez es más difícil obtener información confiable para ponerse en forma. Tendrá que pasar por docenas de fuentes sesgadas, poco confiables y no fidedignas para obtener su información sobre salud y acondicionamiento físico. Todo lo que necesita para ayudarle se ha desglosado en este libro para que pueda seguirlo fácilmente y obtener resultados inmediatos para alcanzar sus objetivos de fitness deseados en el menor tiempo posible.

Una vez más, para unirse a nuestro boletín electrónico gratuito y recibir una copia gratuita de este valioso libro, por favor visite el enlace y regístrese ahora: **www.effingopublishing.com/gift.**

PRIMERA PARTE: LOS FUNDA-MENTOS DE LA DIABETES

Bienvenido a la PRIMERA parte del libro. En esta parte, entraremos en los fundamentos de la diabetes. ¿Qué es? ¿Cuáles son los tipos? ¿Cuáles son los riesgos? ¿Qué hay que comer? El cómo y el cuánto.

Capítulo 1: Comprender la diabetes

Hoy en día, cada vez más personas son diagnosticadas con diabetes. Anteriormente, la mayoría de las personas con la enfermedad eran adultos de 30 años o más. Sin embargo, hoy en día, puede atacar a cualquiera, sin importar su estado y ubicación. Lo que es aún más alarmante es que el aumento no es sólo un par de miles. Estamos hablando de millones. Las estadísticas recientes indican que más de 30 millones de ciudadanos estadounidenses son diabéticos y más de 420 millones en todo el mundo.

Ahora, usted puede preguntarse; ¿Qué es la diabetes en primer lugar? ¿Qué la hace tan peligrosa?

Bueno, la diabetes es una condición en la que los niveles de azúcar en la sangre de una persona se elevan por encima de lo normal. Por lo general, ocurre cuando el cuerpo humano no puede utilizar completamente la insulina liberada por el páncreas para regular los niveles de azúcar. Para una persona sin diabetes, la insulina regula el nivel de azúcar y ayuda a utilizar el azúcar para obtener energía. Sin embargo, si a alguien se le diagnostica diabetes, no puede realizar esta tarea adecuadamente, lo que causa un aumento del azúcar en la sangre.

Tipo 1: síntomas y factores de riesgo

La diabetes puede ocurrir en dos tipos: Tipo 1 y Tipo 2. El tipo más severo es el Tipo 1. La diabetes de tipo 1 también se conoce como Diabetes Juvenil porque generalmente afecta a niños y adolescentes. Sin embargo, cualquier persona puede tener el Tipo 1. Este tipo no se comparte y a menudo el 10% de los pacientes de diabetes lo tienen.

En la diabetes de tipo 1, el cuerpo del paciente no produce insulina en absoluto. Esto causa que el paciente sea dependiente de la medicación de la insulina. Por lo general, resulta como un efecto del sistema inmunológico que ataca las células productoras de insulina del cuerpo ubicadas en el páncreas. El ataque suele terminar con la incapacidad de producir insulina. Debido a que no hay más insulina, el azúcar en la sangre no puede ser procesada, y se acumula, privando a las células de la energía necesaria.

A menudo no sólo afecta a la sangre, sino que también puede causar problemas en los ojos, los nervios, el corazón, los riñones y más. Si no se trata, puede provocar la muerte. Los pacientes con el Tipo 1 tendrán que depender de la terapia de insulina, posiblemente durante su vida.

Síntomas

Los siguientes son algunos de los signos que se pueden observar en un paciente con diabetes tipo 1.

1. Orinar con frecuencia

2. Aumento de la sed

3. Pérdida rápida de peso

4. Hambre severa

5. Fatiga

6. Irritabilidad

7. Visión borrosa

8. Mareos y vómitos

9. Dolor abdominal

10. Mal aliento

11. Picor en la piel

Factores de riesgo

Hay muchos factores que pueden afectar el inicio y la progresión de la diabetes tipo 1. A continuación se presentan algunos de los más destacados:

1. Genética e historia familiar

2. Alimentación y hábito de comer

3. Estrés

4. Ubicación geográfica

5. Factores ambientales

6. Salud general

7. Edad

Tipo 2: síntomas y factores de riesgo

A diferencia de la diabetes tipo 1, el tipo 2 es más común. Aproximadamente el 90% de los pacientes de diabetes tienen esto. Comparado también con el tipo 1, el tipo 2 no depende demasiado de la terapia de insulina. Las personas que suelen padecerla son adultos; por eso también se llama Diabetes de inicio en la edad adulta. Aunque cada vez más niños son diagnosticados con esto.

Las personas a quienes se les ha diagnosticado diabetes tipo 2 todavía pueden producir insulina, pero no la suficiente. Y la mayoría de las veces, aunque el cuerpo puede crear insulina, el cuerpo no puede reconocer su uso ya que se resiste. Se llama resistencia a la insulina.

Los tratamientos para este tipo son principalmente sobre cómo contrarrestar la resistencia a la insulina y mejorar la producción de insulina. Estos tratamientos se centran principalmente en una dieta adecuada, el control del peso y un estilo de vida activo. La única vez que hay medicamentos cuando el nivel de azúcar ya no es manejable es cuando se necesita ayuda con la medicación.

Síntomas

Los síntomas que puede observar una persona con diabetes tipo 2 son similares a los síntomas de aquellos con tipo 1. La única diferencia es que para los pacientes con diabetes tipo 2, el inicio de esos síntomas es más lento y menos severo. Ahora bien, aunque los signos no gritan diabetes, también es la razón por la que se confunden con otra cosa, como signos de envejecimiento o estrés. Por lo tanto, la mayoría de la gente tiende a pasarlos por alto.

Factores de riesgo

Al igual que la diabetes tipo 1, varios factores también pueden desencadenar la diabetes tipo 2. Estos factores incluyen:

1. Genética e historia familiar

2. Alimentación y hábitos alimentarios

3. Estilo de vida

17

4. Peso

5. Estrés

6. Presión arterial alta

7. Problemas hormonales

¿Qué hacer antes de la diabetes?

Prevenir la diabetes siempre es mejor que tratarla al principio. La prevención de la diabetes también es bastante fácil, aunque requiere un compromiso. Se trata de mantener un estilo de vida saludable y evitar complicaciones de salud. La Asociación Americana de la Diabetes presenta estos simples pasos para ayudar a prevenir la diabetes junto con puntos adicionales:

1. Ser más activo

Una forma de asegurarse de no desarrollar la diabetes es mantenerse ocupado. Haga ejercicio y otras actividades físicas para estimular el metabolismo del azúcar. Incluya ejercicios aeróbicos, así como entrenamiento de resistencia y fuerza, ya que se ha demostrado que ayudan a prevenir o controlar la diabetes.

2. Comer más fibra

La fibra aporta muchos beneficios al cuerpo. Puede ayudar a reducir el riesgo de desarrollar enfermedades cardíacas. Puede promover la pérdida de peso al aumentar la saciedad. También puede ayudar a regular los niveles de azúcar en la sangre. Los alimentos ricos en fibra son principalmente vegetales, frutas, legumbres y frijoles, nueces y granos enteros.

3. Comer granos enteros

En lugar de ir por el pan de harina, vaya por los granos enteros y otros productos en su lugar. Además de ser obvios como fuente de fibra, los granos enteros también son para ayudar a parar el hambre, por lo que es menos probable que siga comiendo carbohidratos para satisfacer su apetito. Por lo tanto, la próxima vez que quiera comer algunos carbohidratos, elija alimentos de granos enteros como el cereal, la avena, la pasta, etc.

4. Perder peso

Su peso puede afectar la aparición de la diabetes. Si usted tiene sobrepeso o es obeso, tiene un mayor riesgo de desarrollar diabetes. Necesita perder esas libras extras para asegurar un riesgo menor. Un estudio observó a los participantes con sobrepeso que perdieron peso y encontró que la pérdida de peso disminuyó su riesgo de diabetes en un 60%.

5. Comidas saludables

El propósito principal de las modas alimenticias es ayudarle a perder peso. Aunque pueden ser útiles para satisfacer esa demanda, pueden no ser sostenibles cuando se trata de prevenir la diabetes a largo plazo. Así que en lugar de enfocarse en la dieta, ¿por qué no se enfoca en mantener sus comidas saludables?

6. Dormir bien

El sueño es un aspecto esencial de la salud. Si quiere mantener una buena salud, entonces necesita mantener un buen hábito de sueño. La falta crónica de sueño está correlacionada por algunos estudios con un mayor riesgo de desarrollar diabetes.

7. Mantenerse hidratado

Otra clave para mantener un menor riesgo de diabetes es mantenerse bien hidratado y atenerse al agua. Las bebidas carbonatadas y las bebidas llenas de azúcar sólo lo pondrán en riesgo.

¿Qué hacer después del diagnóstico?

Ser diagnosticado con diabetes no es fácil. Sin embargo, tampoco significa el fin de su mundo. Puede seguir viviendo como hasta ahora con algunos cambios mixtos para ayudar a controlar su diabetes.

1. Ejercicio diario

Además de prevenir la diabetes, el ejercicio también juega un papel vital en el control de su diabetes. El ejercicio puede ayudar a aumentar la producción de insulina, así como la capacidad de su cuerpo para utilizarla bien.

No tiene que empezar de prisa. Comience con ejercicios simples. Hacer pequeñas caminatas de 30 minutos cada mañana es un buen comienzo. Puede subir y añadir más actividades o aumentar su nivel.

2. Mantener una dieta saludable

Mantenga sus comidas saludables. Limítese a alimentos no amiláceos como espárragos, pepino, zanahorias, verduras para ensaladas y tomates. No se olvide de conformarse sólo con carnes magras. Algunos productos lácteos sin grasa, aves magras, pescado, batatas, frijoles y fruta. Si desea incluir algunos carbohidratos, manténgalos enteros como el arroz integral, las palomitas de maíz, la quinua, la avena entera y el sorgo. Además, asegúrese de mantenerse bien hidratado con agua.

3. Reducir el estrés

El estrés puede contribuir a muchas enfermedades y condiciones. La diabetes no es una excepción. El estrés puede aumentar sus niveles de azúcar en la sangre y la resistencia a la insulina. Reduzca la presión encontrando tiempo para relajarse y manejando adecuadamente las cosas que son causas potenciales de estrés.

4. Renunciar a sus viejas costumbres

Fumar y beber licor son dos vicios a los que debe renunciar. Fumar y beber demasiado alcohol puede causar varios problemas además de la diabetes, como problemas respiratorios y hepáticos. Beber alcohol puede reducir su nivel de azúcar en la sangre porque su hígado tendrá que concentrarse en eliminar el licor de su sangre en lugar de regular sus niveles de azúcar en la sangre.

5. Rastrear todo

Lleve un registro de su vida diaria. Registre lo que coma, beba y haga todos los días para que rápidamente adquiera hábitos no saludables que pueden desarrollarse y desencadenar aún más su diabetes. Si su meta es perder peso, esto le ayudará especialmente a llevar un registro de lo que debe y no debe comer y beber.

6. Dormir bien

Asegúrese de mantener una buena rutina para dormir. Descansar y dormir lo suficiente puede hacer maravillas para su cuerpo. Un buen sueño puede estimular su metabolismo y otras funciones corporales, lo cual es esencial para el control de la diabetes.

Cuidado con el ABC

Ya sea que usted tenga diabetes o no, hay tres cosas que usted necesita recordar bien. Estos serán sus abecedarios.

A es para la prueba A1C. Con la prueba de A1C, puede comprobar su nivel de azúcar en la sangre en un plazo de tres meses. Por lo general, se utiliza para diagnosticar si una persona tiene diabetes tipo 2 o no. Se recomienda realizar esta prueba al menos dos veces al año. Su objetivo para pasar la prueba es obtener un porcentaje por debajo de 5.7. Si obtiene una lectura de 5.7 a 6.4, entonces se le diagnosticará como prediabético. Una lectura de 6.5 y superior significa que tiene diabetes.

B es de la presión sanguínea. Su presión arterial puede tener un impacto significativo en su diabetes. También es una de las cosas principales que puede ayudar a determinar su estado. Se le mide la presión arterial para saber cuán rápido necesita trabajar su corazón para que pueda mantener su sangre circulando. En el caso de los pacientes diabéticos, la presión arterial debe ser de 130/80.

C es para el colesterol. El colesterol es la grasa en la sangre. Puede acumularse en las arterias y formar placa, lo que daña las arterias e inhibe el flujo sanguíneo. El cuerpo tiene dos tipos, LDL o lipoproteína de baja densidad y HDL o lipoproteína de alta densidad. El LDL es el colesterol "malo" y debe ser inferior a 100 mg/dl. Sin embargo, una lectura de 100-129 mg/dl puede considerarse cercana a la medición ideal, mientras que 130-159 mg/dl se considera el límite. El HDL es el colesterol "bueno". A los hombres se les aconseja que tengan HDL por encima de 40 mg/dl y a las mujeres por encima de 50 mg/dl. La cantidad total de triglicéridos debe ser el máximo a 200 mg/dl.

Asegúrese de mantenerse al día con su ABC para asegurarse de que se mantenga saludable y no empeore las cosas si tiene diabetes.

Capítulo 2: ¿Qué debe comer?

Los macronutrientes son ingredientes esenciales para la buena salud. El cuerpo los necesita para el crecimiento, el metabolismo adecuado, el procesamiento de la energía y otras funciones vitales. Si usted tiene diabetes tipo 2, asegurarse de tener estos macronutrientes nunca ha sido tan crítico.

Hay tres macronutrientes que usted necesita comer: carbohidratos, proteínas y grasas. Los carbohidratos tienen el impacto más significativo en su azúcar en la sangre, mientras que las proteínas y las grasas, aunque no tienen un efecto directo en sus niveles de azúcar, pueden afectar su salud en general.

Carbohidratos

Los carbohidratos son la principal fuente de energía del cuerpo y casi todos los alimentos contienen carbohidratos. Debido a su impacto directo en los niveles de azúcar en la sangre, algunos lo llaman el "gran villano" de los diabéticos. Sin embargo, este no es necesariamente el caso. No es necesario eliminar los carbohidratos de su dieta por completo porque son esenciales para el funcionamiento general del cuerpo. Lo que hay que hacer es eliminar las malas fuentes de carbohidratos y seguir con las saludables.

Frutas

Las frutas pueden proporcionarle la fibra y los carbohidratos, así como las vitaminas que necesita. En comparación con las verduras, las frutas tienen un mayor contenido en carbohidratos. Así que, aunque son saludables, necesitan ser consumidas proporcionalmente.

Se recomienda comer fruta fresca y cruda en lugar de fruta seca. Pero si usted compra comida en lata, asegúrese de comprobar que no hay azúcar añadido.

Verduras

Las verduras son muy importantes. Pueden ser sin almidón o con almidón. Las verduras *sin almidón* son bajas en calorías pero son altas en fibra. Sólo contienen un tercio de los carbohidratos de las frutas y verduras con almidón. En su mayoría son verduras de hoja verde como el brócoli, la coliflor, los espárragos, las alcachofas y otras verduras como los tomates, las berenjenas y los pimientos.

Al comer vegetales sin almidón, debe haber variedad para obtener la mayor cantidad de nutrientes y minerales diferentes. Manténgase alejado de las verduras enlatadas y procesadas y cíñase a los productos frescos. Si las verduras enlatadas son inevitables, asegúrese de seleccionar aquellas con bajo contenido de sodio.

Las verduras con almidón por otro lado, contienen más carbohidratos que las que no tienen almidón. Ejemplos de estas verduras son la calabaza, los guisantes, el maíz y las patatas. Son buenas fuentes de vitaminas, fibras y minerales. Pero como tienen más carbohidratos, deben ser toma-

dos en cantidades más pequeñas que los que no tienen almidón.

Granos y frijoles

Los granos y las judías también son excelentes fuentes de carbohidratos. Los granos tienen más carbohidratos que las frutas, verduras y legumbres. Los granos pueden ser refinados o enteros. Los granos refinados son aquellos que ya han sido procesados para eliminar el salvado y los gérmenes. Son más bajos en fibra y nutrientes que los granos enteros. Los granos enteros son una variedad más saludable porque tienen más fibra y nutrientes. Para los pacientes diabéticos, los granos enteros son una gran elección de alimentos. Los frijoles y las lentejas son excelentes fuentes de proteínas y de alta fibra y carbohidratos, aunque menos que los otros.

Proteínas

Las proteínas están destinadas principalmente a las funciones estructurales, hormonales, inmunológicas y metabólicas del cuerpo. Las proteínas también proporcionan más satisfacción y saciedad durante las comidas. Las proteínas provienen principalmente de la carne, las aves, los huevos, el pescado y los mariscos. Los productos de soja como el tofu y las legumbres son también excelentes fuentes de proteínas.

Para las comidas, es mejor elegir pescado y mariscos en lugar de carne roja. Si desea comer carnes rojas, limítese a las carnes magras y sin piel, que son más bajas en grasa y colesterol. Debe evitar las carnes procesadas, como los perros calientes, el salami, los fiambres y más.

También se recomienda distribuir el consumo de carne en pequeñas porciones a lo largo del día en lugar de comer una gran cantidad en una sola comida. Los estudios muestran que el cuerpo puede procesar mejor las proteínas de esta manera.

Grasas

Las grasas son componentes esenciales para el mantenimiento de las células y la absorción de las vitaminas. También proporcionan una saciedad más duradera durante las comidas, ya que tardan más tiempo en ser digeridas. También proporcionan una fuente de energía más concentrada, aunque tardan más en procesarse.

Las grasas pueden ser saturadas o insaturadas. Las grasas saturadas son aquellas que tienden a permanecer sólidas a temperatura ambiente, como la margarina, la mantequilla, la manteca de cerdo, la grasa animal, la piel de pollo y los refrigerios procesados. Las grasas insaturadas son aquellas que permanecen líquidas a temperatura ambiente. Las grasas insaturadas son más saludables y pueden ser monoinsaturadas o poliinsaturadas. Las grasas monoinsaturadas se encuentran en el aceite de oliva, las nueces y los aguacates. Las grasas poliinsaturadas se pueden encontrar en los pescados ricos en omega-3 como el salmón, las sardinas, el atún, la caballa y las ostras. Los frutos secos como las nueces y la linaza también son ricos en ellos.

Debe evitar las grasas saturadas y cargarlas con las insaturadas, especialmente los omega-3, que son buenos para su corazón.

Sodio

Aunque el sodio no es un macronutriente, sigue siendo un componente necesario de los alimentos que consumimos. Puede estar en la mayoría de los alimentos que comemos. Esto se debe a que la sal añade sabor a los alimentos para hacerlos más deliciosos y satisfactorios. También es una fuente de electrolitos vitales para el cuerpo, lo cual es esencial para los músculos y los nervios.

Ahora bien, aunque no existe un vínculo directo entre la diabetes y el sodio, sigue siendo esencial para mantener los niveles adecuados. El exceso de sodio puede aumentar el riesgo de enfermedades cardíacas. Si usted está en riesgo de enfermedad cardiaca, entonces tendrá efectos adversos si se le diagnostica diabetes. Se recomienda que los niveles de sodio se mantengan de manera óptima en 2300 mg por día. Esto es para personas con o sin diabetes.

Asegúrese de tener los nutrientes adecuados que se necesitan para sobrevivir. Sólo asegúrese de mantener estos nutrientes y minerales en los niveles apropiados y recomendados. Si se excede el nivel recomendado, puede perjudicar su salud. Manténgase al día con las pruebas necesarias, una dieta saludable y un estilo de vida más sano para mantenerlos a raya.

Capítulo 3: ¿Cómo debe comer?

En este capítulo hablaremos de la importancia de saber cuánto debe comer. No sólo es esencial llevar un registro de LO QUE USTED COME, sino también DE CUÁNTO COME. Hay dos maneras de controlar cuánto come. La primera es manteniendo las pestañas en su porción del plato, y la segunda es contando los carbohidratos.

Cuidado con las porciones

El primer método que se puede utilizar para controlar las comidas y la cantidad que se come es el método de enchapado o de porciones. Este método es para aquellos que no tienen tiempo de mantenerse al día con los últimos rastreos de carbohidratos y calorías. La división en porciones es más relajada porque no hay que contar cuántas calorías hay en los alimentos que se consumen. En este método, usted tiene que dividir su plato en tres porciones de vegetales, proteínas y carbohidratos.

Verduras: ½ *del plato*

Proteínas: ¼ *del plato*

Carbohidratos : ¼ *del plato*

Para las verduras, asegúrese de atenerse a las verduras sin almidón. La proteína debe ser pescado, carne magra, aves sin piel, huevos, nueces o tofu. Los carbohidratos deben ser pasta de pan integral, papas, maíz, guisantes o frijoles.

Puede elegir un pequeño tazón de postre y agregar una porción de fruta fresca o yogur bajo en grasa. Limítese a las bebidas bajas en calorías como el té o el café negro. O, mejor aún, limítese al agua.

Contar los carbohidratos

Una vez que haya dominado el método de platos o porciones, puede nivelar el control de sus comidas y proceder a contar sus carbohidratos. En este método, usted cuenta los carbohidratos que consume por gramo en cada comida, incluyendo los bocadillos.

Para los hombres: Se recomienda mantener los carbohidratos a un máximo de 60 gramos por comida, mientras que los refrigerios deben ser de un máximo de 30 gramos.

Para las mujeres: Se recomienda mantener los carbohidratos a 45 gramos por comida y 15 gramos para los refrigerios.

Nota: Si desea perder peso, debe comer menos de las cantidades indicadas arriba.

Para este método, usted debe saber la porción de la comida para cada gramos de carbohidratos recomendados. A continuación se presentan algunos de los recuentos de gramos de carbohidratos promedio y sus correspondientes muestras de porciones de comidas.

15 gramos de carbohidratos por porción

- Cereales
- 1 rebanada de pan regular o 2 rebanadas de pan de dieta
- 1/3 taza de pasta cocida, arroz o quinoa
- ¾ taza de cereal frío o ½ taza de cereal cocido
- 1 tortilla de harina a 6 pulgadas
- 1/3 taza de arroz integral
- ½ taza de avena cocida

Verduras y legumbres con almidón

- ½ taza de papa dulce
- ½ patata de tamaño medio
- ½ copa banana
- 1 mazorca pequeña de maíz

- ½ taza de maíz, frijoles, lentejas, guisantes

- 1 taza de calabaza

- ½ taza de sopa de lentejas

Verduras sin almidón

- ½ taza de verduras cocidas

- 1 taza de verduras crudas

Frutas

- ½ pomelo

- ½ plátano de tamaño medio

- 1 manzana, pera, melocotón o naranja pequeña

- 12 piezas de cerezas o uvas

- ½ taza de frutas congeladas, sin azúcar

- ½ melón

- 1 taza de moras

- ¾ taza de arándanos

- 1 1/3 taza de fresas

Edulcorantes y bocadillos comunes

- 1 cucharada de miel, jarabe de arce, jalea

- 3 tazas de palomitas de maíz

- 10-12 piezas de patatas fritas al horno

- ¾ onza de pretzels o galletas saladas

Productos lácteos

- 8 onzas de leche de vaca

- 8 onzas de leche de soya sin endulzar

- 6 onzas de yogur natural sin azúcar

- 6 onzas de yogur griego

Estas son sólo medidas típicas. Algunas de estas medidas pueden variar, especialmente en el caso de los edulcorantes y los refrigerios. Revise siempre las etiquetas nutricionales en la parte posterior de los paquetes de cada alimento que planea comer para asegurarse de su exactitud.

CAPÍTULO 4: ¿CUÁNTO DEBE COMER?

Las comidas que usted come generalmente se basan en un conteo de calorías específicas cada día. Este conteo de calorías también depende de su altura, edad, peso, nivel de actividad y si usted desea perder peso o mantener su peso actual.

Para mantener un peso saludable

Para mantener el peso actual, los hombres necesitan alrededor de 1800-2300 calorías por día, mientras que las mujeres necesitan alrededor de 1700-2000 calorías por día. Estos son sólo conteos de calorías promedio. Si quiere saber el recuento de calorías, aquí tiene algunos cálculos sencillos para hacer:

Estilo de vida sedentario (poca o ninguna actividad)

Si usted lleva un estilo de vida sedentario y tiene un ligero sobrepeso, el número de calorías que necesita al día es de al menos 10 calorías por libra.

Moderadamente activo (caminando alrededor de 1.5-3 millas al día)

Si usted hace caminatas de hasta 3 millas al día, entonces usted es moderadamente activo. Base su conteo de calorías en 13 calorías por libra.

Activo (caminando por lo menos 3 millas al día), con sobrepeso

Si usted está ocupado y puede caminar más de 3 millas todos los días, entonces su conteo de calorías se basará en 15 calorías por libra.

Para perder las libras extras

Para perder peso, el promedio debe tener un conteo de calorías diarias de 1500-1800, mientras que las mujeres deben atenerse a 1200-1500. Generalmente, si desea perder al menos 1 libra por semana, entonces necesita reducir 500 calorías de su conteo de calorías diarias. Si va a perder 2 libras por semana, entonces reduzca sus calorías en 1000. Sin embargo, tenga en cuenta que reducir 1,000 calorías de su conteo de calorías diarias puede tener efectos adversos en su salud. Sólo haga la reducción de 1000 calorías cuando sea físicamente capaz de hacerlo.

Las mediciones anteriores son sólo un promedio estándar. El recuento de calorías puede variar de una persona a otra.

Para obtener un recuento de calorías más preciso, puede utilizar las calculadoras de calorías en línea. Mejor aún, puede preguntar a los expertos, así sabrá cómo proceder.

SEGUNDA PARTE:

EL PLAN

Cambiar repentinamente su dieta no es fácil. Puede tomar meses, incluso años, para fortalecerse. Sin embargo, para que esa transición sea más cómoda para usted, hemos preparado una lista de compras de muestra y un plan de comidas de dos semanas de muestra que puede seguir.

Capítulo 5: PREPARACIÓN Y COMPRAS

La preparación es crucial en cualquier plan o cambio. Para un diabético recién diagnosticado como Tipo 2, incluso para aquellos que no lo son, preparar la cocina así como las posibles cosas a comprar es esencial. Por lo tanto, para este capítulo, hemos esbozado un esquema de preparación que puede seguir para su cocina, así como una lista de compras de muestra para las dos primeras semanas de su viaje. Los ingredientes de la lista de compras incluyen los ingredientes para las comidas incluidas en el plan de dos semanas en el siguiente capítulo.

Preparación de la cocina

Tener ingredientes saludables es esencial para cualquier comida, ya sea para un paciente diabético o no. Por lo tanto, es vital que antes de comenzar a planificar sus comidas, mantenga sus ingredientes abasteciendo su cocina sólo con ingredientes saludables. Pero antes de hacerlo, primero debe eliminar los alimentos no saludables y no tan saludables y tentadores. Estos incluyen cereales con alto contenido de azúcar, galletas, bebidas carbonatadas como refrescos, helados, comida chatarra y otros refrigerios similares. También es necesario revisar las etiquetas en la parte posterior y mantener los alimentos procesados al mínimo. Una vez que haya limpiado su cocina, puede abastecerse de estos ingredientes esenciales y saludables. Los siguientes ejemplos son sólo los más comunes en una cocina saludable. Puede elegir entre añadir o quitar algunos de los artículos para que se adapten mejor a su gusto.

LA DESPENSA

De todas las partes de la cocina, la despensa es la que tiene más probabilidades de estar abastecida con diferentes alimentos y bebidas. Por lo tanto, antes de que vaya a su próxima tienda de comestibles para saber qué poner aquí, eche un vistazo a la siguiente muestra del contenido

de la despensa primero:

- Avena cortada en acero   -
  Vinagre

- Semillas de Chia   -
  Mermelada y jalea (baja en azúcar)

- Linaza molida   - Mantequilla de
  maní   (baja en sodio)

- Tuercas sin sal   - Pasta de tomate

- Pan integral   - Cereal   integral

- Galletas integrales   - Arroz
  integral

- Pasta integral   - Quinua de
  grano   entero

- Tortillas integrales   - Cebada integral

- Frijoles y lentejas (enlatados, bajos en sodio)   - Salsa de tomate

- Tomates (enlatados, bajos en sodio)   - Aceite vegetal   (aceite de oliva, aceite de canola)

- Atún o salmón (enlatado, en agua)   - Spray de cocina antiadherente

- Patatas dulces   - Caldo   (enlatado, bajo en sodio)

Nota: Asegúrese de buscar por lo menos 2 g de fibra por porción en los granos enteros que va a comprar.

CONGELADOR

También debe tener en cuenta que no se deje llevar por el almacenamiento de su nevera, especialmente con carnes grasas y productos congelados procesados. Aquí algunos contenidos que puede incluir:

- Lomo o lomo de cerdo cortado magro
- Pescado   (atún, salmón, etc.)
- Pollo o pavo sin piel   -   Otros mariscos (esté atento a las alergias)
- Carne magra   - E d a- mame
- Comidas congeladas

Nota: Asegúrese de mantener las comidas congeladas a 400 calorías o menos con un máximo de 500 mg de sodio, un máximo de 45 g de carbohidratos, al menos 6 g de fibra y al menos 15 g de proteína.

REFRIGERADOR

Lo siguiente que tiene que ver es el refrigerador. Es propenso a almacenar demasiados dulces y otros carbohidratos similares. Aquí hay algo de lo que debería tener su refrigerador:

- Huevos   -
  Proteína vegana   (tofu, tempeh o seitán)

- Frutas frescas   - Mostaza de Dijon

- Verduras sin almidón   - L e c h e n o
  láctea (almendra, coco, soja)

- Bebidas bajas en calorías (Ej. Seltzer)   -
  Leche sin grasa

- Jugo de vegetales (Bajo en sodio)   - Y o g u r s i n
  grasa (Ex. yogur griego)

- Queso bajo en grasa (parmesano, etc.)

Aquí hay algunas otras cosas que usted puede suministrar, especialmente como potenciadores de sabor adicionales para sus comidas. Es mejor atenerse a estos potenciadores de sabor ya que tienen un menor contenido de sodio, azúcar y calorías que los típicos utilizados en la cocina normal.

- Vinagre con sabor (frambuesa, etc.)   - Jugo de limón o lima

- Jengibre   -
  Cáscara de limón o de lima

- Ajo   - salsa
  de aguacate y limón

- Cebollas   -
  Sazonadores bajos en sodio o sin sodio

- Salsa marinera   - Salsa
  de soja baja en sodio

- Allspice   - Tomillo

- Romero   - Perejil

- Pimienta de cayena   - P i-
mienta negra

- Albahaca   -
Orégano

- Comino   -
Escamas de pimienta

ALGUNOS EQUIPAMIENTOS QUE PUEDE NECESITAR

Además de los ingredientes mencionados anteriormente, tener el equipo adecuado en su cocina también hará que la preparación de las comidas sea más saludable. Aquí están algunos de los elementos esenciales:

- Balanza de cocina   -
Tazas o cucharas medidoras

- Licuadora   - Proce-
sadora de alimentos

- Espiralizante (Vegetal)   -
  Vaporizador

Lista de compras básica

Antes de profundizar en los planes de comidas de muestra reales, hemos presentado una lista de compras de muestra para usted aquí. El contenido de esta lista de compras son todos los ingredientes saludables más comunes que son componentes típicos de las comidas saludables tanto para pacientes diabéticos como no diabéticos.

Carne

- Pavo molido
  pollo, sin piel

- Pechugas de

- Cerdo deshuesado, lomo

- Bistec

Mariscos

- Filetes de tilapia
  Vieiras

-

- Filetes de lenguado   - Fletán

Lácteos o Alternativas y Huevos

- Mantequilla   - Queso
  Cottage

- Queso Feta   - Q u e s o   d e
  cabra

- Leche, almendra o descremada   -
  Yogur griego

Frutas/Verduras

- Aguacate   - Manzana

- Plátano   - Berenjena

- Cebollino   - Granos
  de maíz

- Pepinos ingleses   - Bulbos de hinojo

- Ajo   - Zanahorias

- Coliflor   - Brócoli

- Lechuga   - Judías verdes

- Limas

- Setas   - Pimientos rojos

- Pimientos Habaneros   - Cebollas rojas y dulces

- Salsamones   - Espinacas

- Tomates   - Calabacín

- Col rizada   -
  Albahaca

- Tomillo   -
  Orégano

- Perejil   -
  Arándanos

- Fresas   - Frambuesas

Artículos embotellados o enlatados

- Caldo de pollo (bajo en sodio)   -
  Caldo   de verduras (sin sodio)

- Aceite de oliva virgen extra   -
  Spray de cocina   antiadherente

- Mostaza de Dijon   -
  Artículos de la   Marina

- Garbanzos (sin sodio)   -Salsa   Worcestershire

- Puré de calabaza saludable   - Puré de
  manzana sin azúcar

- Tomates secados al sol

Artículos de la despensa

- Harina, trigo integral
  trigo integral

- Pan, integral
  tortilla, trigo integral

- Bollo, trigo integral
  integral

- Harina de almendra
  guine, trigo integral

- Polvo de hornear
  tachos

- Bicarbonato de sodio
  Almendra, picada

- Vinagre balsámico
  Piñones

- Sal marina
  en polvo

- Pitas ,

- Envoltorios de

- Cuscús , trigo

- L i n-

- Pis-

-

-

- Canela

- Páprika
- Extracto de vainilla
  Edulcorante granulado
- Comino molido
  Pimienta negra
- Ajo en polvo
  en polvo
- Cilantro molido
  rallado
- Quinua
  Avena
- Granos de café
  Pacanas
- Trigo búlgaro
  gre de sidra de manzana
- Stevia

- Miel
-
-
- Chili
- Pan
-
-
- Vina-

Puede elegir añadir más a la lista de compras anterior en caso de que tenga más cosas que necesite. Sólo recuerde que siempre debe revisar las etiquetas de la parte posterior para ver si hay artículos enlatados y embotellados. Siempre seleccione los que son bajos en sodio o los que son libres de sodio. Cuando se trata de productos agrícolas, siempre elija los frescos si es posible o los secos crudos si no hay productos frescos disponibles.

CAPÍTULO 6: EL PLAN DE DOS SEMANAS

Ha preparado su cocina y ha hecho sus compras. Ahora, ¿qué sigue?

Bueno, empiece a preparar las comidas. Entendemos que puede ser confuso al principio en cuanto a cómo elegir qué comidas preparar. Por lo tanto, hemos proporcionado un ejemplo de un plan de comidas que puede seguir durante dos semanas. Todas las comidas mencionadas aquí tienen recetas e instrucciones de preparación que pueden seguir en el siguiente capítulo.

Todos estos son alimentos deliciosos y saludables que pueden ayudarle a establecer sus primeras dos semanas de cambio de estilo de vida para las masas después de haber sido recientemente diagnosticado con diabetes tipo 2.

Plan de comidas de la semana 1

Lunes

Desayuno: Magdalenas de arándanos y limón

Almuerzo: Estofado de pollo, cuscús integral con pecanas

La cena: Chuletas con miel y Quinoa con vegetales

Martes

Desayuno: Sabroso pudín de Chía

Almuerzo: Hamburguesa de pollo con queso azul y chips de col rizada caseros

La cena: Filete de lenguado picante y tiras de calabacín en un cremoso pesto de aguacate

Miércoles

Desayuno: Frittata de champiñones con queso de cabra

Almuerzo: Tilapia con salsa cremosa de pepino, e hinojo y garbanzos

La cena: Sándwich de carne mediterránea

Jueves

Desayuno: Queso Cottage de almendra batida con plátano

Almuerzo: Chuleta de cerdo Diane y berenjena al horno con queso de cabra

La cena: Pollo caribeño de batata, papas fritas caseras de col rizada

Viernes

Desayuno: Gofres saludables de calabaza y manzana

Almuerzo: Tilapia con salsa cremosa de pepino, e hinojo y garbanzos

La cena: Hamburguesa de pavo en pan de trigo con berenjena horneada y queso de cabra

Sábado

Desayuno: Frittata de champiñones con queso de cabra

Almuerzo: Hamburguesa de pollo con queso azul y chips de col rizada caseros

La cena: Fletán con corteza de hierbas y cuscús integral con pecanas

Domingo

Desayuno: Revuelto de verduras

Almuerzo: Estofado de pollo, cuscús integral con pecanas

La cena: Tilapia con salsa cremosa de pepino, e hinojo y garbanzos

Plan de comidas de la semana 2

Lunes

Desayuno: Queso Cottage de almendra batida con plátano

Almuerzo: Chuleta de cerdo Diane, y vegetales con quinoa

La cena: Filete de lenguado picante y tiras de calabacín en un cremoso pesto de aguacate

Martes

Desayuno: Verduras revueltas Supremas

Almuerzo: Fletán con corteza de hierbas y cuscús integral con nueces

La cena: Carne marinada en café y verduras con quinua

Miércoles

Desayuno: Pudín de Chía sabroso

Almuerzo: Estofado de pollo, papas fritas de col rizada hechas en casa

La cena: Chuleta de cerdo Diane y tiras de calabacín en un cremoso pesto de aguacate

Jueves

Desayuno: Frittata de champiñones con queso de cabra

Almuerzo: Carne marinada en café y verduras con quinua

La cena: Fletán con corteza de hierbas y cuscús integral con nueces

Viernes

Desayuno: Queso Cottage de almendra batida con plátano

Almuerzo: Chuletas Honey-Dijon al horno, berenjena al horno con queso de cabra

La cena: Estofado de pollo y cuscús integral con pecanas

Sábado

Desayuno: Magdalenas de arándanos y limón

Almuerzo: Vieiras a la naranja, y Kale Chips caseros

La cena: Hamburguesa de pavo con pan de trigo y berenjena horneada con queso de cabra

Domingo

Desayuno: Gofres saludables de calabaza y manzana
Almuerzo: Carne marinada en café y vegetales con quinua

La cena: Filete de lenguado picante y berenjena al horno con queso de cabra

Las comidas incluidas en el plan anterior pueden ser fácilmente intercambiadas dependiendo de su preferencia y gusto. Sin embargo, para las comidas, no se juntan fuentes abundantes de proteína en el mismo día para dispersar estas fuentes a lo largo del día. Por ejemplo, desayune con una comida de pollo, luego almuerce con cordero o cerdo y luego cene con carne de res. Se dice que el cuerpo digiere mejor y procesa estas fuentes gradualmente y no de una sola vez.

TERCERA PARTE: RECETAS DELICIOSAS

Es esencial que cocinar sus comidas en vez de comer comida para llevar sea vital para mantenerse saludable a pesar de ser diabético. Por eso, en este capítulo encontrará recetas para las comidas incluidas en el plan de muestra de dos semanas, así como algunos ejemplos adicionales. Las recetas aquí han sido categorizadas como alimentos para el desayuno, cerdo y carne de res, aves, pescado y mariscos, vegetales y batidos para un acceso más fácil.

CAPÍTULO 7: DESAYUNO

El desayuno es la comida más importante del día. Sin embargo, a veces, debido a la agitada agenda, la mayoría de la gente se pierde el desayuno. Bueno, con las recetas de abajo, nunca más te perderás el desayuno. Son todos rápidos y fáciles de hacer para que usted tenga su desayuno en minutos.

Pudín sabroso de Chía

Ingredientes

- 3 cucharadas de semillas de chía
- 1 taza de leche, baja en grasa (coco o almendra)
- ½ cucharada de miel o stevia
- ¼ cucharadita de vainilla

Procedimiento

1. En un tazón, mezcle las semillas de chía, la miel, la vainilla y la leche. Deje reposar durante 5 minutos y

luego revuelva de nuevo hasta que no queden más grumos.

2. Transfiera a un frasco de vidrio o de albañilería y refrigere durante al menos 2 horas o durante la noche.

Total de calorías: 237 calorías por porción

Queso Cottage de almendra batida con plátano

Ingredientes

- 3 Requesón de 8 onzas, bajo en grasa o sin grasa
- 4 cucharadas de mantequilla de almendra
- 2 plátanos grandes, en rodajas

Procedimiento

1. Mezcle el requesón y la mantequilla de almendra hasta que esté suave. Luego, divídanse en 4 tazones. Cubrir con plátanos en rodajas.

2. También se pueden añadir almendras.

Total de calorías: 270 calorías por porción

Panecillo de arándanos y limón

Ingredientes

- 1 taza de arándanos frescos
- ¾ taza de crema agria
- 2 tazas de harina para todo uso
- 2 cucharaditas de polvo de hornear
- ¼ cucharadita de bicarbonato de sodio
- ¼ cucharadita de sal marina
- ¼ taza de jugo de limón
- Cáscara de limón, 1 limón
- 2 huevos grandes
- 2/3 taza de azúcar granulada
- ½ taza de mantequilla sin sal, derretida

Procedimiento

1. Precaliente el horno a 375°F.

2. En un tazón grande, mezcle el polvo de hornear, el bicarbonato de sodio, la harina y la sal. Agregue los huevos, la crema agria, el jugo de limón, la cáscara de limón, el azúcar y la mantequilla derretida. Asegúrese

de mezclar hasta que esté espeso y con grumos. Añada los arándanos. Revuelva.

3. Engrase un molde para panecillos de 12 tazas y vierta cantidades iguales de masa en cada taza. Hornee durante 15-20 minutos o hasta que ya no se pegue al insertar un palillo. Enfríe y sirva.

Total de calorías: 258 calorías por porción

Gofres saludables de calabaza y manzana

Ingredientes

- 1 ¼ taza de harina de trigo integral
- 1 cucharada de polvo de hornear
- 1 cucharada de azúcar granulada
- ½ cucharadita de sal
- ½ taza de puré de calabaza en lata
- 2 manzanas pequeñas, finamente picadas
- 1 huevo
- 1 taza de leche, baja en grasa
- 2 cucharadas de aceite de canola
- 2 cucharaditas de canela

Procedimiento

1. Precaliente la plancha de gofres o la sartén antiadherente si no hay plancha de gofres.

2. En un bol, mezcle la harina, el polvo de hornear, la canela, el azúcar y la sal. Una vez bien mezclado, añada la leche, el aceite, el huevo y el puré de cal-

abaza. Mezcle bien y añada las manzanas cortadas en dados.

3. Beba aproximadamente 1/3 de taza y viértala en la bandeja de hornear para cada cocción.

Total de calorías: 170 calorías por porción

Frittata de champiñones con queso de cabra

Ingredientes

- 8 huevos grandes
- 4 oz. de hongos silvestres, en rodajas
- ½ taza de leche, baja en grasa
- 3 oz. de queso de cabra, desmenuzado
- 3 cucharadas de aceite de oliva o aceite vegetal
- ¾ taza de calabacín
- 1 chalota grande, en rodajas
- 1 diente de ajo, picado
- ¼ taza de cebolla, picada
- Sal y pimienta

Procedimiento

1. Precaliente el horno a 350°F.

2. En una sartén, saltee los chalotes y el ajo en 1 cucharada de aceite a fuego medio-alto. Añada los champiñones rebanados y saltéelos durante 5-10 minutos, hasta que los champiñones estén bien dora-

dos. Luego agregue el calabacín y saltee por otros 2-3 minutos. Páselo a un plato y déjelo a un lado.

3. Mezcle los huevos y la leche y sazone con sal y pimienta. Asegúrese de batir hasta que haga espuma.

4. Limpie la misma sartén y añada 2 cucharadas de aceite. Revuelva la sartén mientras vierte la mezcla de huevos para hacer una corteza fina. A continuación, añadir la mezcla de champiñones y el queso de cabra desmenuzado.

5. Transfiera el molde al horno y hornee durante 15-20 minutos o hasta que esté bien cocido. Deslice la frittata horneada y córtela en trozos. Servir.

Total de calorías: 214 calorías por porción

Capítulo 8: CARNE DE CERDO Y DE VACUNO

La carne es una excelente fuente de proteínas. Por lo tanto, las comidas con carnes magras son buenas adiciones a cualquier comida. Aquí puede elegir entre cerdo y carne de vacuno. Cualquiera que sea su elección, tenemos recetas de muestra en ambas que puede probar:

Chuleta de cerdo

Ingredientes

- 4 chuletas de cerdo deshuesadas (lomo superior, 1 pulgada de grosor)
- 1 cucharada de agua
- 1 cucharada de mantequilla
- 1 cucharada de perejil u orégano
- 1 cucharada de salsa Worcestershire
- 1 cucharadita de jugo de limón

- 1 cucharadita de mostaza de Dijon
- 1 cucharadita de condimento de limón y pimienta

Procedimiento

1. En un bol, mezcle la salsa Worcestershire, el agua, la mostaza de Dijon y el jugo de limón. Luego, déjelo a un lado.

2. Limpie las chuletas recortando la grasa. Cubra ambos lados con el condimento de limón y pimienta. Fría las chuletas de cerdo en mantequilla durante 10-12 minutos a fuego medio.

3. Caliente la salsa en la misma sartén y raspe los trozos de corteza. Luego, vierta sobre las chuletas de cerdo. Espolvorear con perejil y servir.

Total de calorías: 178 calorías por porción por porción

Chuletas de Miel-Dijón

Ingredientes

- 4 chuletas de cerdo deshuesadas, lomo
- 1 cucharada de miel
- 1 cucharada de mostaza de Dijon
- Un toque de pimienta negra

Procedimiento

1. Precaliente el horno a 350-400°F.

2. Mezcle la miel y la mostaza y luego cepille las chuletas de cerdo. Espolvoree ambos lados con pimienta negra.

3. Coloque las chuletas en una bandeja para hornear y cúbralas con papel de aluminio. Hornee durante 30 minutos o hasta que la temperatura interna del cerdo sea de 145°F. Sirva.

Total de calorías: 167 calorías por porción

Sándwich de carne mediterránea

Ingredientes

- 4 piensa en filetes de cerdo
- 4 Pan integral
- 1 bolsa de espinacas
- 1 cebolla roja, grande, en rodajas
- 1 diente de ajo, machacado
- 3 cucharadas de vino tinto
- 6 cucharadas de aceite de oliva
- 1 ½ cucharadita de orégano, seco
- ¾ taza de queso feta mediterráneo
- 6 lonchas de queso fontina
- 1 ½ taza de mozzarella, rallada
- 1 cdta. de polvo de cebolla
- 1 cucharadita de ajo en polvo
- Sal y pimienta

Procedimiento

1. Precaliente el horno a 375°F.

2. Cepille el pan integral con aceite de oliva y ase hasta que aparezcan las marcas de la parrilla. Déjelo a un lado.

3. Sazone ambos lados de los bistecs con sal y pimienta. Rocíe con vino y aceite de oliva. Colóquelos en una fuente para hornear, cúbralos con papel de aluminio y hornee de 15 a 18 minutos o hasta que estén cocidos.

4. En una sartén, saltee las espinacas y el ajo hasta que las espinacas se marchiten. Sazone con sal y pimienta.

5. Prepare el sándwich: rollo de hoagie, bistec, cebollas, espinacas, queso feta, queso fontina, mozzarella. Hornee de nuevo durante 8-10 minutos o hasta que el queso se derrita. Cúbralo con el resto del rollo de hoagie. Sírvalo.

Total de calorías: 520 calorías por porción

Bistec marinado con café

Ingredientes

- 2 libras de filete de solomillo de ternera, ¾ a 1 pulgada de grosor
- 2 cucharadas de salsa Worcestershire
- 2 cucharadas de vinagre
- 2 cucharadas de semillas de sésamo
- 4 dientes de ajo, picados
- 1 cebolla, mediana, picada
- 1 taza de salsa de soja
- 1 taza de café negro preparado
- 6 cucharadas de mantequilla

Procedimiento

1. En una sartén o sartén, saltee las semillas de sésamo en mantequilla. Luego, agregue el ajo y la cebolla y continúe salteando hasta que estén suaves.

2. En un recipiente, combine la salsa de soja, el café, el vinagre, la mezcla de sésamo y la salsa Worcestershire. Vierta la mitad en un bol, ponga el filete y déje-

lo marinar toda la noche. Refrigere la otra mitad del adobo.

3. Retire el bistec de la marinada y ase por 8-10 minutos a fuego medio. Caliente el adobo refrigerado y sírvalo con el filete.

Total de calorías: 307 calorías por porción

Kebab de carne y vegetales a la parrilla

Ingredientes

- 1 lb. de filete de solomillo, cortado y recortado, unos 32 trozos
- 16 setas, botón
- 16 tomates cherry
- 1 pimiento morrón (verde o rojo), cortado en 16 trozos
- Cebolla grande, cortada en 16 trozos, 1 pulgada
- ¾ taza de vinagre balsámico
- ¾ taza de aceite de oliva
- 2 cucharadas de mostaza de grano entero o de Dijon
- 1 cucharada de orégano
- 1 cucharada de romero
- 2 dientes de ajo, en rodajas
- ½ cucharadita de sal marina
- ½ cucharadita de pimienta negra molida

Procedimiento

1. En un bol pequeño, combine el vinagre balsámico, el orégano, la mostaza, el romero, el ajo, la pimienta negra y la sal. Deje a un lado para el marinado.

2. Alternativamente, ensartar la carne, el pimiento, los champiñones, la cebolla y los tomates. Usted puede elegir su arreglo. Marinar los kebabs y refrigerarlos durante la noche.

3. Precaliente la parrilla a temperatura media. Ase los kebabs por 10-15 minutos o hasta que estén cocidos. Sirva

Total de calorías: 237 calorías por porción

Capítulo 9: AVES DE CORRAL

Si la carne de cerdo y la carne de vacuno no son sus cosas, entonces tal vez las comidas a base de aves de corral son el camino a seguir. Aquí hay algunas recetas notables que deberías probar. Lo que es aún mejor es que todos tienen menos de 400 calorías. ¡Vale la pena intentarlo!

Estofado de pollo

Ingredientes

- 1 cucharada de aceite de canola o de oliva
- ½ kg muslos de pollo deshuesados, sin piel, cortes de 1 ½ pulgadas
- 4 zanahorias, en rodajas finas
- 2 tazas de zanahorias, en rodajas
- 1 taza de apio, en rodajas
- 2/3 taza de puerros, en rodajas
- 3 dientes de ajo, picados
- 2 tazas de caldo de pollo, bajo en sodio
- ¾ taza de papa roja, en cubos

- 1 taza de judías verdes
- 2 cucharaditas de romero
- ½ taza de leche, sin grasa
- 1 cucharada de harina
- ¼ cucharadita de pimienta negra

Procedimiento

1. En una sartén profunda, combine el pollo, los puerros, el apio, las zanahorias y el ajo. Saltee un poco y luego agregue el pollo. Cocine por 8-10 minutos o hasta que el pollo esté dorado y las verduras estén suaves. Añada las patatas, el romero, los frijoles y la pimienta negra. Añadir el caldo y hervir a fuego medio. Luego, reduzca el calor y cocine a fuego lento durante 20-25 minutos.

2. En un recipiente separado, mezclar la harina y la leche. Mezclar bien, y luego agregar al guiso. Hervir durante 2 minutos o hasta que el guiso se espese. Sirva.

Total de calorías: 269 calorías por porción

Pollo caribeño de batata

Ingredientes

- ½ kg de batata pelada y desmenuzada
- 4 pechugas de pollo deshuesadas, sin piel, cortadas por la mitad
- 4 cucharadas de agua
- 1 huevo
- 1 cucharada de aceite de oliva
- ¼ cucharadita de sal marina
- 1/4 cucharadita de pimienta negra
- 1 cdta. de condimento de jerk jamaiquino (sin sodio)
- ¼ taza de harina
- Salsa de aguacate y mango
- Una pizca de pimienta de cayena
- Spray de cocina antiadherente

Procedimiento

1. Coloque las batatas en un recipiente para microondas. Añada 2 cucharadas de agua y cubra con papel de aluminio. Ponga en el microondas a temperatura

media durante 8-10 minutos. Escurra el agua y déjela a un lado.

2. En un recipiente, combine el huevo, 2 cucharadas de agua, ¼ cucharadita de sal, 1/8 de cucharadita de pimienta negra, harina. Mezcle bien. Agregue las batatas y asegúrese de cubrirlas completamente.

3. En una sartén, retire aproximadamente 1 taza de la mezcla de ¼ y fríala durante 4-5 minutos. Hace unos ocho pasteles.

4. En un recipiente separado, mezcle el condimento, la sal restante, la pimienta negra y la pimienta de cayena. Cubra las pechugas de pollo de manera uniforme en cada mitad.

5. Ase los pollos a fuego medio durante 10-12 minutos. Córtelos en rebanadas finas cuando estén bien cocidos.

6. Sirva el pollo con la salsa y el pastel de batata.

Total de calorías: 387 calorías por porción

Hamburguesa de pavo con pan de trigo

Ingredientes

- 1 huevo grande
- 1 ¼ lb. de pavo magro, molido
- 6 panes de trigo integral
- 2/3 taza de migas de pan integral blando
- ½ taza de apio, picado
- 1/4 taza de cebolla, picada
- 1 cucharada de perejil, picado
- 1 cucharadita de salsa Worcestershire
- 1 cucharadita de orégano, seco
- ½ cucharadita de sal marina
- ¼ cucharadita de pimienta negra

Procedimiento

1. En un tazón, mezcle el huevo, el apio, la cebolla, el pan rallado, el perejil, la salsa inglesa, la sal y la pimienta negra. Añada el pavo molido y mezcle bien. Hamburguesas de la Forma 6.

2. Ase o fría las hamburguesas hasta que estén cocidas o hasta que los jugos se aclaren. Servir en panecillos. Puede elegir añadir lechuga, tomates, etc.

Total de calorías: 293 calorías por porción

Hamburguesa de pollo con queso azul

Ingredientes

- 1 cebolla, mediana, picada
- 1 huevo
- 3 cucharadas de pan rallado seco
- 2 cucharadas de queso azul, desmenuzado
- 1 diente de ajo, picado
- 2 cucharaditas de mostaza de Dijon
- ¼ cucharadita de pimienta negra
- 12 onzas de pechuga de pollo, molida
- 4 cucharaditas de aceite de oliva
- 4 panes de hamburguesa integrales
- 2 cucharadas de aderezo de queso azul bajo en grasa (opcional)
- 4 rebanadas de tomate
- 4 hojas de lechuga

Procedimiento

1. En un tazón, combine el pan rallado, el huevo, el queso azul, el ajo, la pimienta, las cebollas picadas y la pechuga de pollo molida. Mezcle bien.

2. Forme la mezcla en hamburguesas de unas ¾ pulgadas de grosor.

3. Añada aceite de oliva a la sartén y luego fría las hamburguesas a fuego medio durante 15-18 minutos. No olvide voltear las hamburguesas para evitar que se quemen.

4. Divida los panecillos por la mitad. Ponga la hamburguesa en capas como quiera, o puede seguir el orden de abajo hacia arriba: pan, hamburguesa, aderezo para ensaladas, lechuga, tomate, pan.

Total de calorías: 341 calorías por porción

Pollo al limón

Ingredientes

- 4 pechugas de pollo deshuesadas, sin piel
- 1 cucharada de aceite de oliva
- Jugo de limón (1 limón)
- ½ cdta. de polvo de cebolla
- ½ cucharadita de pimienta blanca
- 1 ½ cucharadita de orégano, fresco
- Spray de cocina antiadherente

Procedimiento

1. Precaliente el horno a 375 °F.

2. Divida un pedazo de papel de aluminio en 4 paquetes y rocíe con spray de cocina antiadherente. Coloque un pollo en cada hoja.

3. Rocíe los pollos con aceite de oliva y jugo de limón. Espolvoree con cebolla en polvo, orégano y pimienta blanca. Cúbralos con la cáscara de limón. Selle los paquetes y hornee durante 30 minutos. Sirva.

Total de calorías: 195 calorías por porción

Capítulo 10: PESCADO Y MARISCOS

El pescado y el marisco son algunos de los ingredientes más saludables que puede tener en sus comidas. No cocine sólo comidas a base de cerdo, carne de res o de ave. Añada también algunas deliciosas recetas de pescado o mariscos. Por lo tanto, no deberías perderte estas fáciles y deliciosas recetas.

Tilapia con salsa cremosa de pepino

Ingredientes

- 4 filetes de pescado de tilapia
- 2/3 taza de harina de trigo integral
- 1 limón, cortado por la mitad (ralladura y guarnición)
- 1 cucharada de mantequilla
- ¼ cucharadita de pimentón

- ¼ cdta. de pimienta
- ½ cucharadita de sal kosher o sal marina
- 1 pepino inglés, cortado a lo largo
- 2 chalotas, en rodajas finas
- 2 cucharadas de alcaparras
- 1 taza de crema agria o yogur griego
- 3 cucharadas de vino blanco
- 2 cucharadas de eneldo, picado
- Sal, pimienta, pimienta de cayena

Procedimiento

1. En un bol, combine la harina, el pimentón, la sal, la pimienta, la cayena y la cáscara de limón.

2. Cubrir los filetes de pescado con la mezcla de harina y freírlos en mantequilla a fuego medio durante 3-4 minutos. Coloque en un plato y exprima la mitad del limón sobre los filetes.

3. En una sartén aparte, saltee los chalotes en vino blanco y cocine a fuego medio durante unos 2 minutos. Añada el pepino y las alcaparras y cocine a fuego

lento hasta que el pepino esté caliente. Añada la crema agria o el yogur griego, el eneldo, la sal y la pimienta negra y saltee durante 2 minutos más. Sirva los filetes de pescado y rocíelos con la salsa.

Total de calorías: 357 calorías por porción

Filete de lenguado picante

Ingredientes

- Filete de lenguado de 1 libra
- ¼ taza de leche baja en grasa
- ¼ taza de harina para todo uso
- 1 cucharadita de pimienta negra
- 1 cucharadita de cayena
- 1 cucharadita de pimentón
- 1 cucharadita de tomillo
- 1 cucharadita de sal marina
- 1 cucharadita de aceite de oliva

Procedimiento

1. En un recipiente, remoje los filetes de lenguado en leche durante 12-15 minutos. Déjelos a un lado.

2. En un recipiente aparte, mezcle la harina, la pimienta, la cayena, el pimentón, el tomillo y la sal. Cubrir los filetes con la mezcla de polvo y freírlos en aceite de oliva a fuego medio durante 2-3 minutos o hasta que estén cocidos. Servir.

Total de calorías: 270 calorías por porción

Mero con hierbas

Ingredientes

- 4 filetes de fletán
- ¾ taza de migas de pan panko
- 1/3 taza de perejil picado
- ¼ taza de eneldo, picado
- ¼ taza de cebollino, picado
- 1 cucharadita de aceite de oliva
- 1 cucharadita de cáscara de limón
- Sal y pimienta

Procedimiento

1. Precaliente el horno a 400°F.

2. En un tazón grande, mezcle el pan rallado, el cebollino, el aceite de oliva, el eneldo, el perejil, la cáscara de limón, la sal y la pimienta. Cubrir los filetes de fletán con la mezcla de migas.

3. Coloque el filete recubierto en una bandeja de hornear y hornee durante 10-15 minutos o hasta que las migas estén doradas.

Total de calorías: 273 calorías por porción

Vieiras en naranja

Ingredientes

- 4 cucharadas de aceite de cacahuete
- 1 ½ lb. de vieiras
- ½ taza de jugo de naranja
- 1 cucharadita de salsa de soja
- ½ cucharadita de cáscara de naranja rallada
- 1 cucharadita de pimienta
- 1 cucharadita de sal
- 2 dientes de ajo, picados

Procedimiento

1. Sazonar las vieiras con sal y pimienta. Saltee en aceite de cacahuete a fuego medio hasta que se dore y póngalo en un plato cuando esté hecho.

2. En la misma sartén, saltee el ajo picado, la salsa de soja, el jugo de naranja, la cáscara de naranja durante 2-3 minutos o hasta que la salsa se espese.

3. Vierta la salsa de naranja sobre las vieiras y sirva.

Total de calorías: 291 calorías por porción

Pescado a la parrilla con mezcla de limón y perejil

Ingredientes

- 6 filetes de pescado (cualquier pescado blanco magro)
- 6 cucharadas de margarina a base de yogur
- 3 limones, divididos por la mitad
- 3 cucharadas de perejil fresco, picado
- 1 cucharadita de cáscara de limón
- ½ cucharadita de sal marina
- ½ cucharadita de romero seco
- Spray de cocina antiadherente

Procedimiento

1. En un bol, mezclar el perejil, la cáscara de limón, el romero, la margarina de yogur y la sal marina. Dejar a un lado.

2. Asar el pescado durante 2-3 minutos. Exprima un poco de jugo de limón sobre cada filete y cúbralo con la mezcla de perejil y margarina. Servir.

Total de calorías: 211 calorías por porción

Capítulo 11: VERDURAS

Las verduras son aún más necesarias que las carnes. Necesita verduras para equilibrar su ingesta nutricional. Por lo tanto, usted debe pasar algún tiempo para aprender algunas recetas de vegetales también. Aquí hay algunas recetas estupendas para empezar:

Revuelto de verduras

Ingredientes

- 6 huevos
- ¼ taza de leche, baja en grasa
- ¼ taza de tomate fresco picado
- ¼ taza de queso Cheddar rallado
- ¼ taza de aceite de oliva
- ¼ taza de champiñones frescos cortados en rebanadas
- ¼ taza de cebollas picadas
- ¼ taza de pimientos verdes picados

Procedimiento

1. En un tazón, mezcle los huevos, la leche y los tomates. Poner a un lado.

2. En una sartén, saltee los pimientos, las cebollas y los champiñones en aceite de oliva a fuego medio hasta que las cebollas estén transparentes. Añada la mezcla de huevos y saltee durante 2 minutos. Añada el queso y cocine un minuto más. Sirva.

Total de calorías: 182 calorías por porción

Tiras de calabacín en pesto cremoso de aguacate

Ingredientes

- 1 aguacate maduro
- 3 calabacines, cortados en tiras de fideos de ¼ pulgadas
- 1 diente de ajo
- ½ taza de albahaca fresca
- 1 cucharada de jugo de limón
- 2 cucharadas de aceite de oliva
- Agua
- Sal y pimienta

Procedimiento

1. Mezcle el aguacate, la albahaca, el ajo y el jugo de limón hasta que esté suave. Añada 1 cucharada de aceite de oliva, agua según sea necesario, una pizca de sal y pimienta. Continúe mezclando la salsa hasta que se vea espesa. Viértala en un tazón y déjela a un lado.

2. En una sartén, saltee las tiras de calabacín en el aceite de oliva restante a fuego medio durante 3-5 minutos o hasta que estén suaves. Añada a la salsa y sirva.

Total de calorías: 362 calorías por porción

Quinoa con verduras

Ingredientes

- 1 taza de quinua
- 2 tazas de brócoli, al vapor
- 2 tazas de tomates cherry, en rodajas
- ½ taza de pasas de uva
- 1 camote, picado
- 2 tazas de calabaza, picada
- 2 tazas de caldo de verduras
- ¼ taza de cáscara de limón
- 1 cucharada de jugo de limón
- Sal y pimienta

Procedimiento

1. En una cacerola profunda, hierva las verduras a fuego medio durante 10-12 minutos o hasta que estén tiernas. Escurra el agua y cocine en una sartén con aceite de oliva durante 5-7 minutos o hasta que esté tierno. Sazone con sal y pimienta. Poner a un lado.

2. En una cacerola, cocine la quinoa con el caldo de pollo, el jugo de limón y la cáscara de limón durante 15 minutos. Retirar del fuego y dejar reposar durante 5 minutos. Luego, abre la tapa y esponja la quinoa. Poner a un lado.

3. En la misma sartén que las verduras, añada la quinoa, los tomates y el brócoli. Revuelva durante 5 minutos. Añada las pasas y sazone con sal y pimienta. Servir, caliente o frío.

Total de calorías: 274 calorías por porción

Berenjena al horno con queso de cabra

Ingredientes

- 1 berenjena

- 4 oz. de queso de cabra ablandado

- 1 ½ tazas de migas de pan panko, tostadas

- 4 cucharadas de mantequilla

- 1 clara de huevo

- 1 huevo grande

- 1 taza de salsa marinara

- 2 cucharadas de ajo, picado

- ½ taza de albahaca fresca, picada

- 1 cucharada de sal kosher

Procedimiento

1. Precaliente el horno a 400°F.

2. Cortar las berenjenas en rodajas de 1 pulgada de grosor. Colocar las berenjenas en un plato y espolvorearlas con sal para que escurran el amargor. Deje a un

lado por 30 minutos. Luego, enjuague con agua para eliminar la sal. Seque y deje a un lado.

3. En una sartén, saltee el ajo en mantequilla a fuego medio durante aproximadamente 1 minuto.

4. En un tazón grande, combine las migajas de tostadas y la mezcla de mantequilla de ajo. Mezcle bien y luego colóquelo en una bandeja de hornear de pergamino durante 5-8 minutos o hasta que se dore. Transfiera a un tazón cuando termine.

5. En un tazón pequeño, mezcle la clara de huevo y el huevo entero - sazone con sal y pimienta. Luego déjelo a un lado.

6. Sumerja las rodajas de berenjena en la mezcla de huevo y luego en la mezcla de migajas. Asegúrese de cubrir cada rebanada completamente. Coloque la berenjena cubierta en la bandeja de hornear y hornee durante 20 minutos o hasta que esté blanda.

7. Retire la bandeja de hornear con la berenjena del horno. Cubra las berenjenas con salsa marinara, que-

so de cabra y albahaca picada. Hornee de nuevo por otros 10 minutos o hasta que el queso esté dorado. Servir.

Total de calorías: 201 calorías por porción

Fichas de col rizada caseras

Ingredientes

- 1 manojo de col rizada
- 1 cucharada de aceite de oliva
- ¼ cucharadita de pimienta negra
- 1/8 cucharadita de sal kosher o sal marina
- 1/8 cucharadita de ajo en polvo

Procedimiento

1. Precaliente el horno a 300°F. Forre las bandejas de hornear con pergamino.

2. Lave y seque bien las hojas de col rizada. Rompa las hojas lo suficiente para llenar unas 8 tazas.

3. En un recipiente, mezcle las hojas con sal, pimienta, aceite de oliva y ajo en polvo. Hornee las hojas durante 20-25 minutos o hasta que estén crujientes. Enfríe y luego sirva.

Total de calorías: 97 calorías por porción

Capítulo 12: Batidos

Si no le gusta comer comidas duras o tiene demasiada prisa para preparar una comida decente, no se preocupe. Siempre puede optar por batidos refrescantes y saludables. Son saludables y muy fáciles de hacer. También puede beberlos mientras está en el tren o cuando llega a su oficina. Pruebe los siguientes batidos simples:

Batido de aguacate, arándanos y plátano

Ingredientes

- ½ taza de leche de almendra
- ½ aguacate maduro
- 1 plátano
- 1 taza de espinacas
- 2 tazas de arándanos
- 1 cucharada de linaza molida
- 1 cucharada de mantequilla de almendra
- ¼ cucharadita de canela

Procedimiento

1. Ponga todos los ingredientes húmedos en una licuadora y mézclelos. Luego agregue los ingredientes sólidos y mezcle nuevamente hasta que esté bien mezclado y suave. Para un acabado más espeso, añada hielo. Para un acabado más fino, agregue más leche de almendras.

Total de calorías: 283 calorías por porción

Batido de fresa y avena

Ingredientes

- 12-14 fresas, en rodajas
- 1 plátano, en rodajas
- ½ taza de avena
- 1 taza de leche de almendra
- 2 cucharadas de miel

Procedimiento

1. Mezcle la avena hasta que se haga más fina. Luego agregue los plátanos, las fresas, la leche de almendras y la miel. Mezcle hasta que esté bien mezclado y suave. Añada hielo para obtener una consistencia más espesa o añada más leche de almendras para obtener una consistencia más fina.

Total de calorías: 254 calorías por porción

Batido de plátano y frambuesa con nuez

Ingredientes

- 2 cucharadas de mantequilla de maní, sin azúcar

- 1 taza de frambuesas

- 1 plátano grande

- 1 taza de leche de almendra

Procedimiento

1. Mezcle todos los ingredientes en una licuadora. Licuar durante 10 minutos o hasta que esté suave y servir. Agregue hielo para que quede más espeso y mezcle de nuevo. Agregue la leche de almendras para hacerla más fina.

Total de calorías: 200 calorías por porción

Batido de col rizada, jengibre y fresa

Ingredientes

- 6 piezas de hojas de col rizada, frescas
- 2 cucharaditas de jengibre rallado
- 1 taza de fresas, frescas
- 2 cucharaditas de miel
- 3 cucharadas de jugo de limón
- ½ taza de agua
- 1 taza de hielo

Procedimiento

1. Mezcle todos los ingredientes en una licuadora. Licuar durante 10 minutos o hasta que esté suave y servir. Es bueno para dos porciones.

Total de calorías: 205 calorías por porción

Batido de col rizada

Ingredientes

- 1 taza de yogur griego
- 3 tazas de col rizada
- 1 taza de pepino
- 1 ½ taza de cubos de piña
- 2 cucharadas de semillas de cáñamo

Procedimiento

1. Ponga todos los ingredientes en una licuadora y mézclelos hasta obtener la consistencia deseada o hasta que estén suaves. Añada un poco de hielo para que se espese o añada ½ taza de leche de almendras para que sea más delgada y más fluida.

Total de calorías: 206 calorías por porción

Conclusión

De hecho, ser diagnosticado con diabetes no es fácil. Muchas cosas deben cambiar en su estilo de vida, especialmente los alimentos que usted come. Pero no tiene por qué ser tedioso y abrumador. La diabetes no es el final. Es sólo un cambio al que tendrá que acostumbrarse.

Esperamos que con este libro pueda aprender cómo avanzar a partir de su diagnóstico y ayudarse a mejorar aplicando la información que aprendió en este libro. También esperamos que las recetas que hemos incluido le proporcionen comidas que no sólo estén disponibles sino que también le inspiren a probar sus propias creaciones.

PALABRAS FINALES

Gracias de nuevo por comprar este libro.

Esperamos que este libro pueda ayudarle.

El siguiente paso es que se inscriba en **nuestro boletín de noticias por correo electrónico** para recibir actualizaciones sobre cualquier nuevo lanzamiento de libros o promociones. Puede inscribirse gratuitamente y, como bono, también recibirá nuestro libro "*7 errores de fitness que no sabe que está cometiendo*". Este libro de bonificación desglosa muchos de los errores más comunes en el campo del fitness y desmitificará muchas de las complejidades y la ciencia de la puesta en forma. Tener todo este conocimiento y ciencia del fitness organizado en un libro de acción paso a paso le ayudará a comenzar en la dirección correcta en su viaje de fitness. Para unirse a nuestro boletín de noticias por correo electrónico y obtener su libro gratis, por favor visite el enlace y regístrese: **www.effingopublishing.com/gift**

Por último, si le ha gustado este libro, entonces nos gustaría pedirle un favor, ¿sería tan amable de dejar una reseña para este libro? Gracias, y buena suerte en su viaje.

SOBRE LOS COAUTORES

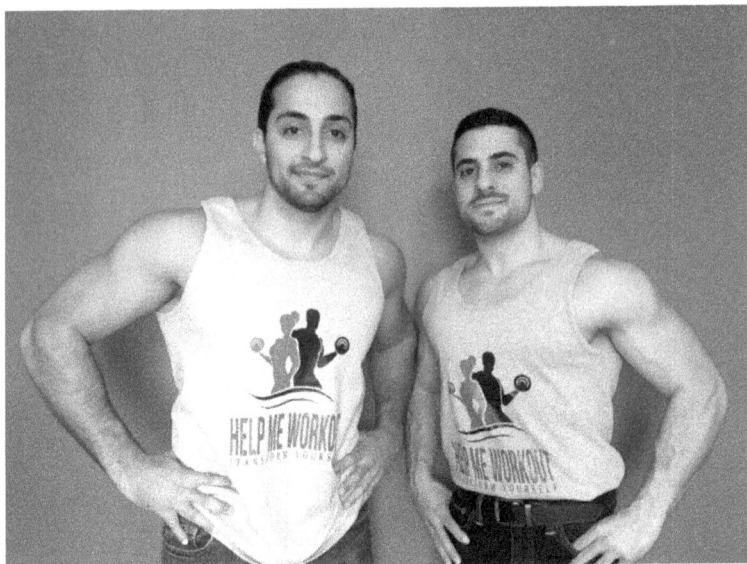

Nuestro nombre es Alex y George Kaplo; ambos somos entrenadores personales certificados de Montreal, Canadá. Empezaremos diciendo que no somos los tipos más grandes que conocerás, y que este nunca ha sido nuestro objetivo. Empezamos a trabajar en la superación de nuestra mayor inseguridad cuando éramos más jóvenes, que era la confianza en nosotros mismos. Puede que ahora mismo estés pasando por algunos retos, o que quieras ponerte en forma, y sin duda nos podemos identificar.

Siempre hemos estado interesados en el mundo de la salud y la forma física y queríamos ganar músculo debido a los muchos abusos que sufrimos cuando éramos adolescentes. Pensamos que podíamos hacer algo con respecto al aspecto de nuestros cuerpos. Fue el comienzo de nuestro viaje de transformación. No teníamos ni idea de por dónde empezar, pero ambos acabábamos de empezar. A veces nos preocupábamos y temíamos que otras personas se burlaran de nosotros por hacer los ejercicios incorrectamente. Siempre deseábamos tener un amigo que nos guiara.

Después de mucho trabajo, estudio e innumerables ensayos y errores. Algunas personas comenzaron a notar que ambos estábamos en buena forma y comenzamos a interesarnos mucho por el tema. Esto llevó a que muchos amigos y caras nuevas se acercaran a nosotros y nos pidieran consejos sobre el acondicionamiento físico. Al principio, parecía extraño cuando la gente nos pedía que les ayudáramos a ponerse en forma. Pero lo que nos hizo seguir adelante fue cuando empezaron a ver cambios en sus propios cuerpos y nos dijeron que era la primera vez que habían visto resultados reales! A partir de entonces, más gente siguió acudiendo a nosotros, y nos hizo darnos cuenta de que después de tanto leer y estudiar en este campo nos ayudaba, pero también nos permitía ayudar a los demás. Hasta la fecha, hemos entrenado y capacitado a numerosos clientes que han logrado algunos resultados bastante sorprendentes.

Hoy en día, somos propietarios y operamos este negocio editorial, donde traemos a autores apasionados y expertos para que escriban sobre temas de salud y fitness. También tenemos un negocio de fitness online y nos encantaría conectarnos con usted invitándole a visitar la página web en la siguiente página y suscribirse a nuestro boletín de noticias por correo electrónico (incluso obtendrá un libro gratis).

Por último, pero no menos importante, si usted está en la posición en la que estuvimos una vez y quiere algo de orientación, no dude en preguntar. Estaré allí para ayudarte!

Sus entrenadores,

Alex y George Kaplo

Descargue otro libro gratis

Queremos agradecerle por la compra de este libro y ofrecerle otro libro, "¡Errores de salud y forma física que no sabe que está cometiendo!", completamente gratis.

Visite el siguiente enlace para inscribirse y recibirlo:

www.effingopublishing.com/gift

En este libro, desglosaremos los errores más comunes en materia de salud y acondicionamiento físico que probablemente esté cometiendo en este momento, y revelaremos cómo puede ponerse rápidamente en la mejor forma de su vida.

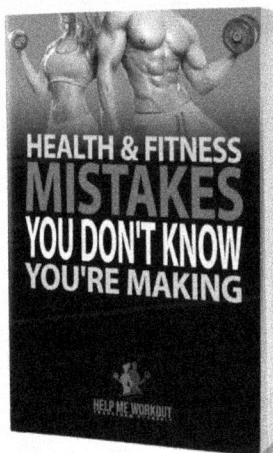

Además de este valioso regalo, también tendrá la oportunidad de obtener nuestros nuevos libros de forma gratuita, participar en sorteos y recibir otros correos electrónicos útiles de nuestra parte. Una vez más, visite el enlace para registrarse:

www.effingopublishing.com/gift

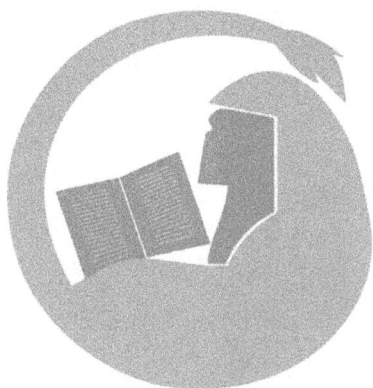

EFFINGO
Publishing

Para descubrir más libros, visite:

EffingoPublishing.com

www.ingramcontent.com/pod-product-compliance
Lightning Source LLC
Chambersburg PA
CBHW050733030426
42336CB00012B/1545